呼吸疾病漫画科普系列

家庭呼吸支持 ②

编著 陈淑靖 蒋进军 李静怡 / 插图 仇 奕 王艳群

天津出版传媒集团

天津科技翻译出版有限公司

图书在版编目（CIP）数据

　　家庭呼吸支持/陈淑靖，蒋进军，李静怡编著. —
天津：天津科技翻译出版有限公司，2022.3
　　（呼吸疾病漫画科普系列）
　　ISBN 978-7-5433-4136-4

　　Ⅰ.①家… Ⅱ.①陈… ②蒋… ③李… Ⅲ.①气管—
导管治疗—图解 Ⅳ.①R768.1-64

　　中国版本图书馆CIP数据核字(2021)第157829号

家庭呼吸支持
JIATING HUXI ZHICHI

出　　　版：天津科技翻译出版有限公司
出 版 人：刘子媛
地　　　址：天津市南开区白堤路244号
邮政编码：300192
电　　　话：（022）87894896
传　　　真：（022）87895650
网　　　址：www.tsttpc.com
印　　　刷：天津新华印务有限公司
发　　　行：全国新华书店
版本记录：890mm×1240mm　32开本　3印张　60千字
　　　　　　2022年3月第1版　2022年3月第1次印刷
　　　　　　定价：28.00元

（如发现印装问题，可与出版社调换）

主创人员介绍

陈淑靖
复旦大学附属中山医院
呼吸与危重症医学科
主治医师，医学博士

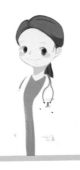

蒋进军
复旦大学附属中山医院
呼吸与危重症医学科
科室副主任
呼吸监护室主任
主任医师，硕士生导师

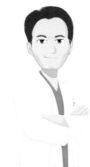

李静怡
复旦大学附属中山医院
主管护师
呼吸监护室护士长

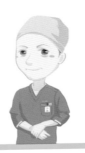

王艳群
同济大学人文与艺术设计系
从业10余年
曾服务于国际4A广告公司
著名书籍装帧设计师
专业平面设计师，品牌策划师

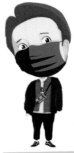

仇奕
视觉中国签约插画师
TESERAX签约设计师
与多个品牌长期合作
风格"可盐可甜"
擅长在美感与科学性中
找到平衡点

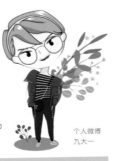

个人微博
九大一

序 言

家庭呼吸支持并不是一个新名词，早在20世纪50年代，医生们就通过"铁肺"为脊髓灰质炎患者进行家庭机械通气，使患者能够长期生存。到了70年代，家庭专用呼吸机的出现，使家庭呼吸支持更加专业化。随后，有些国家的医疗保险开始支付家庭呼吸支持相关的氧气、呼吸机及上门维护的医务人员的费用，使家庭呼吸支持得以更加广泛应用。家庭呼吸支持的益处主要有三点：节省医疗费用、改善患者生活质量和使患者最大程度融入社会。

我们呼吸监护室的三位同道，在繁忙的工作之余，通过图文并茂的形式，深入浅出而又系统地阐述了家庭呼吸支持相关的医学知识，使我耳目一新。本书详细讲解了吸氧、无创呼吸机、有创呼吸机，以及各种相关设备的知识。这些知识是广大患者和家属需要了解并掌握的，只有这样，家庭呼吸支持才能被更好地实施。他们还请来了经验丰富的插画师和版面设计师，把我们的医学知识以生动活泼的漫画形式展现出来，让读者容易看懂和理解。当年我们发明中国第一个无创通气面罩时，一个重要的想法就是让无创通气可以在家庭中广泛应用。

据我所知，这是中国第一本关于家庭呼吸支持的书籍，也是第一本通过漫画形式普及相关医学知识的科普书籍。我国人口众多，患者基数较大，有家庭呼吸支持需求的患者数量非常多，也急需普及家庭呼吸支持的知识。这本书也体现了我们中山医院一贯秉承的"一切为了患者"的理念，不管患者是否出院，我们都十分关注。

非常欣喜于本书的创作者为家庭呼吸支持所做的积极努力和辛苦奉献。希望我们大家一起努力，把我国的家庭呼吸支持工作做得更好，使更多的患者获益。

钮善福

复旦大学附属中山医院呼吸与危重症医学科 资深教授

2021年7月于上海

前　言

　　随着科技的进步，呼吸支持不再局限于医院的重症监护室和普通病房才能实施，通过便携化、小型化和集约化的设计，呼吸支持设备在逐步走进家庭，使更多的呼吸衰竭患者可以回归家庭，融入社会。同时，这些呼吸衰竭患者从医院回家后，不仅可以减少院内感染，消除焦虑和抑郁等医院获得性不良事件的发生，还可以节约医疗开支，更重要的是有利于他们的康复。

　　我们长期在呼吸监护室临床一线工作，对于那些抢救回来的危重患者出院后的后续治疗也是非常关注的。许多家属经过我们的培训后，使得不少呼吸衰竭患者能够长期在家安全使用无创通气，甚至是有创通气。看到这些患者能够享受家庭的幸福和快乐，我们也深感欣慰。但是也有不少家属因为缺乏系统的指导，家庭呼吸支持做得不太好，使得患者反复住院，患者及其家属被折腾得精疲力竭、苦不堪言。因此我们深感普及呼吸支持相关知识的必要性。

　　在这本小小的科普漫画书中，我们系统介绍了呼吸生理的基本知识，选取有代表性的普通吸氧、经鼻高流量吸氧、无创通气及有创通气等呼吸支持方法——通过图解方式普及相关知识，希望将略显深奥的医学知识通过通俗易懂的方式呈现给诸位读者。我们将呼吸支持实施过程中常见、难懂和易忽视的问题呈现出来，期望可以普及这方面的知识，使得家庭呼吸支持能够得到更广泛的应用，让涉及家庭呼吸支持的患者及其家属，以及社区医院或者基层的医务人员能够科学、正确地使用好呼吸支持，最终使患者能够从中获益，让患者可以安心回家！

　　由于我们经验有限，书中难免会有错误之处，敬请广大读者不吝指出。

陈淑靖　蒋进军　李静怡

2021年7月于上海

致 谢

徐汇区科普创新项目（xhkp2020007）资助

护理部：吴洁，郑峥，张玉侠

康复科：雒晓甜，王平

▰ 声 明 ▰

　　结合多年临床经验，我们希望通过本书给予家庭呼吸支持患者一定的专业意见和建议。但每个患者的个体化差异和病情变化差异较大，建议患者及其家属在病情变化时应第一时间前往医院进行全面和有针对性的检查，并根据主诊医生的建议及医嘱，进一步制订具体诊疗方案。读者们请勿简单地根据本书的建议进行处理，以免影响病情预后。

　　本书中所有常用设备的图示都只是为了更好地展示和说明设备的构造、适用范围及如何正确使用，无利益倾向和冲突，读者们无须按图索骥寻找相关产品。

目 录

暖心增值服务
呵护患者健康

本书专属二维码：为每一本正版图书保驾护航

智能阅读向导为您严选以下专属服务

专家咨询

专家在线答疑，
为您解决涉及家庭呼吸支持的各类问题。

读者社群

加入书友社群，
和大家交流探讨家庭呼吸支持相关话题。

扫码添加
智能阅读向导

PART 1

呼吸生理的简单介绍

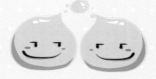

人为什么要呼吸？

呼吸是每个人与生俱来的本能，
自然到我们都不会去细想它是怎么进行的。

吸气

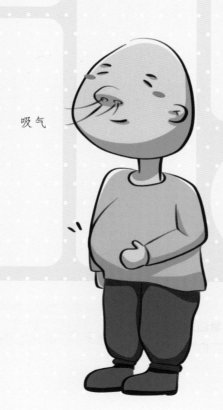

你知道哪些器官参与了
呼吸过程吗?

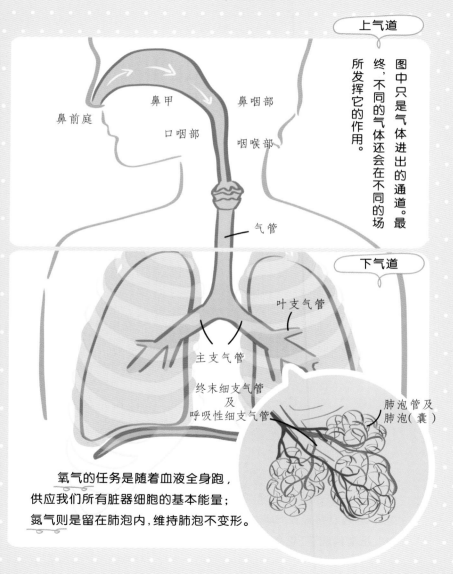

上气道

图中只是气体进出的通道。最终,不同的气体还会在不同的场所发挥它的作用。

鼻前庭
鼻甲
口咽部
鼻咽部
咽喉部
气管

下气道

叶支气管
主支气管
终末细支气管
及
呼吸性细支气管
肺泡管及
肺泡(囊)

氧气的任务是随着血液全身跑,供应我们所有脏器细胞的基本能量;氮气则是留在肺泡内,维持肺泡不变形。

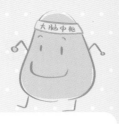

要知道我们完成一次呼吸,其中需要非常多的步骤。平时我们习惯说"呼吸",其实顺序应该是"吸呼",吸是主动的,呼是被动的。

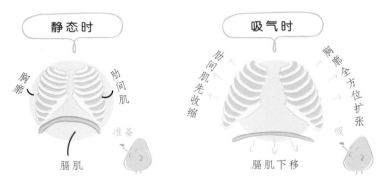

"吸"的冲动指令来源于大脑中枢,经过一系列神经传导,支配膈肌和胸部肌肉,相应地膈肌下移、肋间外肌收缩,使整个胸廓全方位扩张。

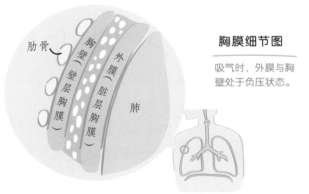

胸膜细节图

吸气时,外膜与胸壁处于负压状态。

此时肺的外膜(脏层胸膜)与胸壁(壁层胸膜)之间处于负压状态,肺泡及各级支气管内的压力小于大气压,空气自然被吸入肺内。正常情况下,这是瞬间"一气呵成"的动作。

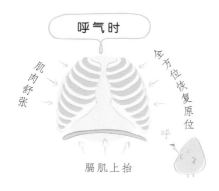

呼气时

肌肉舒张

各方位恢复原位

呼

膈肌上抬

"呼"的起始来自肺泡内压力与大气压平衡，吸入气流停止，依靠肺部本身的弹性回缩力，将肺内已完成交换的气体排出体外。静态时呼气是一个被动完成的过程。但若用力呼气，则肋间内肌和腹壁肌等也会参与呼气的主动过程。

我是氧气

呼吸的通路和动作顺序现在都知道了，那么呼吸的成分有哪些呢？

我是二氧化碳

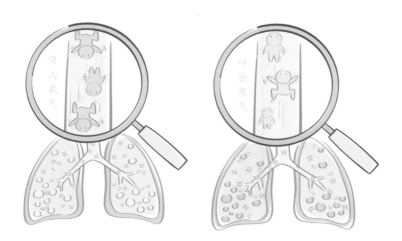

事实上，吸入和呼出人体的气体组成成分是一样的，但每种成分的占比会略有差别。一般在静态时，人每分钟的呼吸频率是 12 ~ 18 次；每次呼吸的气体量约为 7mL/kg（潮气量）。

吸入的气体含量

氮气 78%

氧气 21% 二氧化碳 0.03%

水蒸气 0.07%

其他气体 0.9%

海平面空气
成分占比

呼出的气体含量

氮气 78%

氧气 16% 二氧化碳 4%

水蒸气 1.1%

其他气体 0.9%

为什么在西藏我们会缺氧？

以上为海平面的空气成分数据，列出的是成分占比。居住在同一海拔的人因为空气中气体总含量一样，成分比一样，那么各种气体的含量都一样。

但随着海拔的升高，空气变得稀薄，即空气中的气体总含量降低，成分占比不变的情况下，各种气体的含量相应减少。这就是为什么在西藏我们会缺氧的原因。

呼吸的正常生理作用是将富含氧气的气体吸入肺内，通过气管、各级支气管到达肺泡（通气过程），然后与肺泡外的毛细血管进行气体交换（换气过程）。

肺泡 – 血管换气过程

肺泡内的氧入血管，血管内的二氧化碳入肺泡。

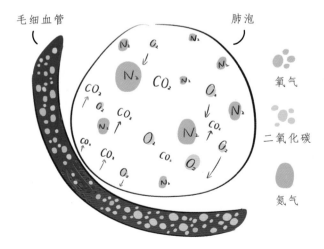

毛细血管

肺泡

氧气

二氧化碳

氮气

氧气会通过肺泡—毛细血管弥散入动脉血（弥散作用），动脉血液循环将富氧的血液供给全身重要脏器，而人体代谢产物二氧化碳则随着静脉血液回流至毛细血管－肺泡，随呼吸排出体外。

蓝色富含
二氧化碳的
静脉血

红色富含
氧气的
动脉血

氧气通过弥散进入动脉血后
供养全身

在整个过程中，氮气作为惰性气体，不通过肺泡—毛细血管屏障，只存在于肺泡内，起到维持肺泡开放（塑形）的作用，含量也几乎稳定不变。因此氮气的存在对于肺泡开放非常重要，正常人若吸入高浓度氧，会将氮气量稀释，肺泡容易塌陷，所以不要随便吸很多氧气哦！

氧气自肺泡进入血管后与血红蛋白结合（红色血），然后通过心脏泵出输送到全身。到达目的地后，血红蛋白与氧气分开，氧气参与组织和细胞反应，血红蛋白随后与代谢产物二氧化碳结合（蓝色血）。血回流至肺泡旁边时，血红蛋白再与二氧化碳分开，重新与氧气结合，被释放的二氧化碳自肺泡、气道呼出体外，周而复始……

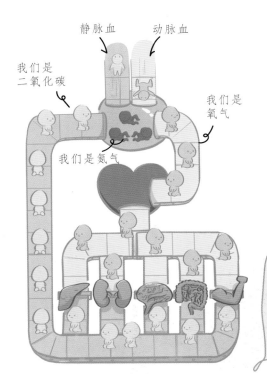

静脉血　动脉血

我们是
二氧化碳

我们是
氧气

我们是氮气

血红蛋白就是氧气和二氧化碳的"搬运工"。贫血（缺少血红蛋白）的人会因为组织细胞获得的氧含量减少而产生一系列不良反应，如头晕、心慌、气急等。

"为什么我就是喘不上气呢？"

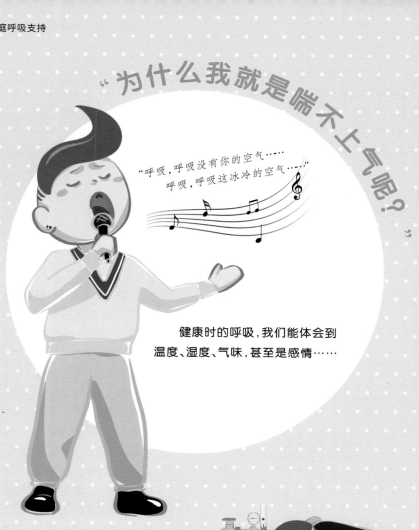

"呼吸，呼吸没有你的空气……
呼吸，呼吸这冰冷的空气……"

健康时的呼吸，我们能体会到
温度、湿度、气味，甚至是感情……

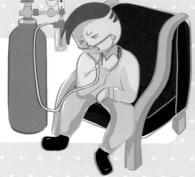

而生病时的呼吸，
怎么就是这么难！

事实上，呼吸过程中每个关卡都是极为重要的。在寻找疾病原因的过程中，医生像侦探一样逐一排查，以确定是否有以下情况。

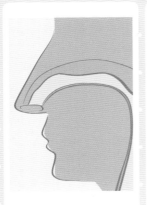

鼻黏膜肿胀，
鼻甲偏移等

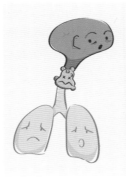

鼻咽部肿物，如鼻咽癌；
咽喉部肿物等

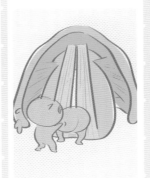

会厌炎，声门水肿，
声带固定或者开放
不全等

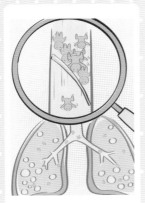

气道内异物，气管内感
染（如结核、真菌、细
菌），气管内肿瘤，气管
内痰液等

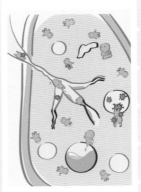

慢性阻塞性肺疾病，支
气管扩张，肺炎，肺水
肿，气胸等

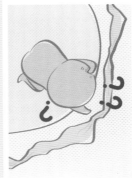

肺动脉栓塞，弥散性
血管内凝血、肺动脉
高压等

呼吸系统气体交换的一种或两种功能障碍，即氧的摄取障碍（低氧型）和二氧化碳清除障碍（高碳酸血症型）。

呼吸衰竭

医学上将呼吸功能损害的情况称为 呼吸衰竭。无论是吸入的氧气不足，还是呼出的二氧化碳太少所致的呼吸衰竭，都会使人体其他脏器不能正常工作。比如脑供氧不足会导致昏迷；心脏供氧不足会导致心跳停跳或乱跳；血中二氧化碳过多或过少也会导致昏迷，甚至死亡。

呼吸衰竭本身是一种疾病的结果状态，其发生原因的确有很多。

焦虑状态拼命喘气，肺一直动，不听大脑指挥，叫停没有用。

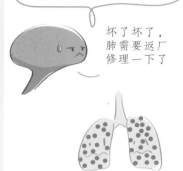

神经肌肉或是中枢（大脑）调控障碍，肺本身没有问题。

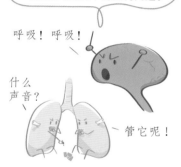

摄入大量安眠药或酒精乙醇，中枢（大脑）呼吸抑制，叫不醒。

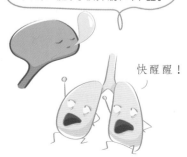

心脏有大室缺，导致血液分流。缺乏氧气的血液绕过肺直接再供全身。

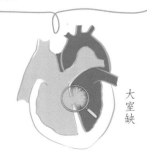

在家离不开氧的,还能出门吗?

医生,我回家要吸氧吗?

在家用呼吸机的,怎么去医院就诊?

什么时候要来医院?

医生,我家里要准备哪些东西?

医生,你帮我们调好机器哦,我们回家就不动了,好吗?

吸氧要注意点什么?

在家离不开氧的,怎么去医院就诊?

呼吸机买什么牌子好?医生,推荐一下吧。

制氧机要买多大容量的? 1L 够不够? 5L 多不多?

呼吸机要一直用吗?回家还能出门吗?

晚上睡觉要不要吸氧啊?要不要用呼吸机啊?

感觉气体力道不够,调大一些可以吗?

回家以后突然气喘加重,怎么办?

　　这些问题一直困扰着患者及其家属,一般文献和书籍中难以找到答案,看起来琐碎,实际上还是很值得去解释清楚的。

常见
问题

PART 2

呼吸支持的对象

谁的呼吸需要支持?

　　呼吸衰竭,一听就会让人有种绝望感,呼吸已经衰竭了,这还能治吗?

　　通常情况下,我们会将呼吸衰竭先分一分类型,再讨论治疗策略。

　　从病程来分,呼吸衰竭可分为急性和慢性两种类型。这两种类型是由不同病因引起的或者是所处疾病阶段不同,在治疗方式、方法上也会有一定差别。

　　下面我们来看几个常见的例子,帮助大家了解一下呼吸支持在身边的运用场景。

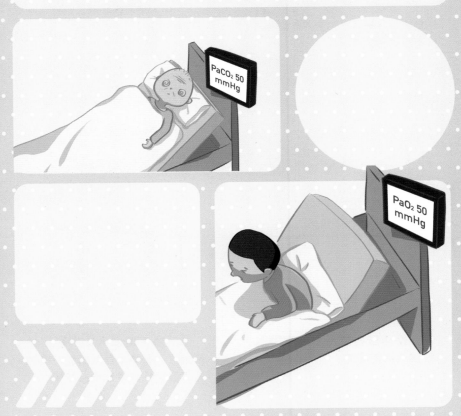

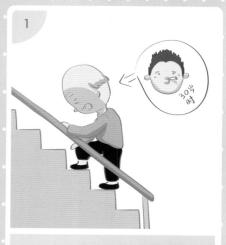

1

李老伯，72 岁，多年的"老烟枪"，50 多岁时曾因爬楼梯喘不上气而就医。

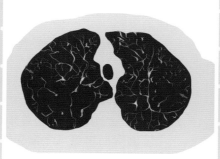

2

CT 检查发现肺里都是肺气肿和肺大泡。

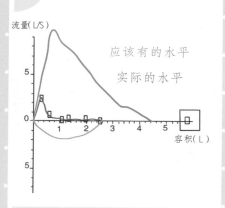

3

肺功能检查提示重度阻塞性通气功能障碍。

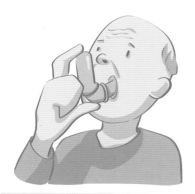

4

随后长期吸入支气管扩张剂治疗，家里备有制氧机，气喘厉害的时候吸氧感觉会好些。

5

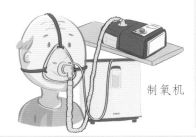

无创呼吸机

制氧机

李老伯每年冬天总会因气喘加重而到医院输液治疗。最近咳嗽、咳痰增多，气喘加重了，家里备有抗生素药，没想到吃了两天，突然昏迷不醒了。家属赶紧打"120"将其送到医院。医生告诉家属，动脉血气指标提示有低氧血症和二氧化碳潴留，光吸氧是不行的，要用呼吸机帮助以排出二氧化碳。

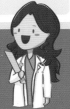

医生说 和李老伯有相似症状的还有他的妹妹和表弟。虽然病因不同，但最终都需要在药物治疗的基础上加用呼吸支持治疗。

6

李老伯的妹妹平时症状与哥哥类似，一年四季总是咳嗽，还经常有黄脓痰，走路、活动时都要比同龄人气喘严重。

她没有吸烟史，但从年轻时就抵抗力欠佳，经常生病。

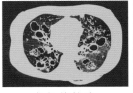

支气管扩张

与哥哥的胸部 CT 结果不一样，医生说，她是严重的支气管扩张，肺功能已经受到影响。

平时需要体位引流排痰、吸入支气管扩张剂及家庭吸氧治疗，病情严重时也可能需要呼吸机辅助通气。

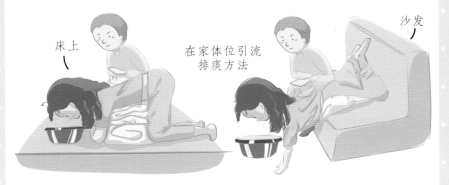

床上

在家体位引流排痰方法

沙发

7

李老伯的表弟身体瘦弱，近半年来时不时干咳，起初没有特别在意，最近感觉走路越来越气急。到医院检查，胸部 CT 提示肺间质纤维化，指脉氧饱和度和动脉血气分析均提示严重的低氧血症（呼吸衰竭）。住院检查并没有找到明确的原因，医生告诉他，这是一种叫作"特发性肺纤维化"的疾病。有效的治疗药物很少，吸氧能改善生活质量。

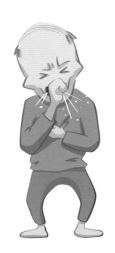

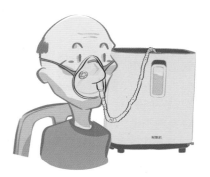

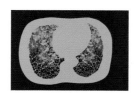

肺间质纤维化

医生说

因肺部慢性疾病导致的呼吸衰竭，多发生于中老年人。大部分患者都需要在药物治疗的基础上，依靠家庭吸氧治疗来改善缺氧的问题。对于缺氧非常严重或者合并二氧化碳潴留的患者，可能需要再加呼吸机辅助通气。

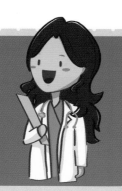

1

周先生

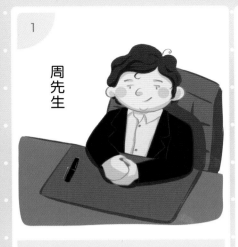

周先生 42 岁,身材略有发福,有高血压、高血脂,以及轻度血糖升高(俗称"三高")。

2

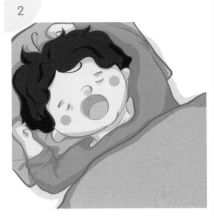

平时常坐一会儿就眯上了,不论是看电视还是开会,不自觉就会打个小盹儿。

3

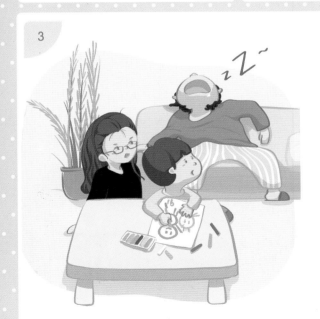

家属经常抱怨他晚上睡觉呼噜声震天,有时候还会停止呼吸很长一段时间。周先生也很困惑,说自己从不熬夜,但白天还是觉得困,有时候半夜还会憋醒,胸口闷闷的。

4

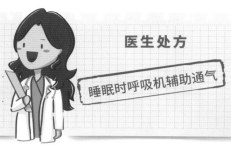

医生诊断

睡眠呼吸暂停综合征，
符合阻塞性低通气伴低
氧血症

医生处方

睡眠时呼吸机辅助通气

5

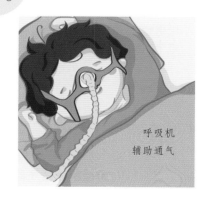

呼吸机
辅助通气

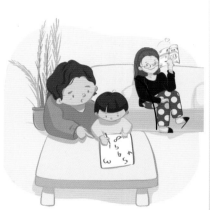

经治疗后，周先生白天神清气爽，工作效率高，回家陪娃再也不打瞌睡了！睡觉也不再影响家人了。

医生说　无论是中枢性的还是阻塞性的睡眠呼吸暂停综合征，如果出现了睡眠中缺氧，都需要无创呼吸机的辅助通气。至于选用鼻罩还是鼻面罩，可以根据舒适度、耐受性、疾病严重程度等决定。

1

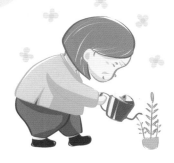

　　董奶奶 82 岁，身高 150cm，体重 68kg，独居。平时生活能够自理，喜欢种花、种菜。有高血压病多年，平时口服降压药物，血压能被控制在正常范围。

2

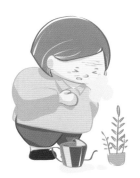

　　脑梗过两次，没有明显手脚不灵活等后遗症。最近总觉得动一动就喘，喘的时候嘴唇会发紫，休息一下能缓解，活动能力越来越差。

3

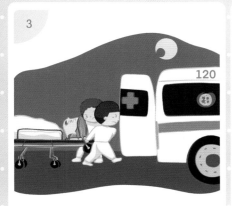

　　突然有天晚上，感到憋喘难受，嘴唇发紫，无法起身，双下肢水肿。呼叫"120"就医。

4

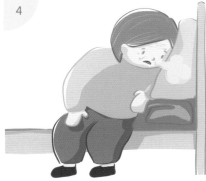

　　血液检查，头颅、胸腹部 CT，超声心动图和心电图，都显示其没有大问题。
　　动脉血气分析提示：低氧血症，高二氧化碳血症，伴呼吸性酸中毒。

19

4

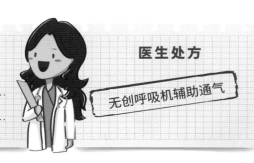

医生诊断

肥胖低通气，
Ⅱ型呼吸衰竭

医生处方

无创呼吸机辅助通气

5

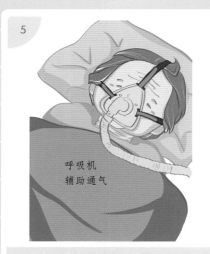

呼吸机
辅助通气

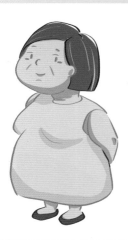

　　经过治疗，董奶奶活动耐力逐渐恢复至以往水平，生活又能自理了，双下肢也不肿了，体重也自然而然轻了许多。

医生说

　　肥胖，不仅是"三高"疾病（高血压、高血脂、高血糖）的危险因素，还会导致呼吸不畅，甚至呼吸衰竭，危及生命。往往随着呼吸问题的加重，患者会进入"水肿（越来越胖）—病情加重—水肿"的恶性循环。这种情况时，就不能单靠吸氧了，需要无创呼吸机甚至有创呼吸机来辅助通气治疗。

王阿妹，46岁，无法言语，四肢纤细，全身肌肉萎缩，已经不能起身3年了。医生诊断为运动神经元病变，累及呼吸肌。起初是靠无创通气支持，但由于呼吸肌（吸气肌和呼气肌）都无力，咳痰困难，现在靠气管切开接呼吸机辅助通气中。通常称这种状态为"人工气管"。患者平时可以通过气管切口的通道保障痰液引流。

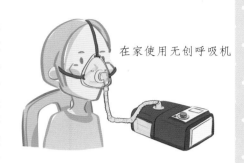

在家使用无创呼吸机

保障痰液引流

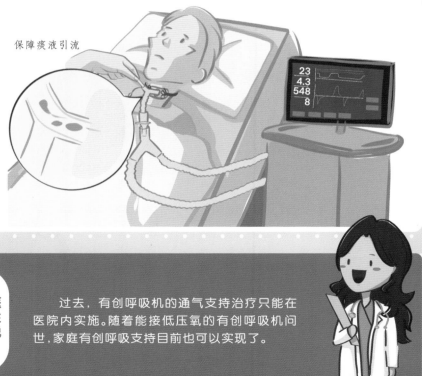

23
4.3
548
8

医生说

过去，有创呼吸机的通气支持治疗只能在医院内实施。随着能接低压氧的有创呼吸机问世，家庭有创呼吸支持目前也可以实现了。

　　张阿姨，52 岁，有先天性脊柱侧凸，幼时因家庭条件所限未能及时处理。近几年出现活动后气短逐渐加重，生活虽勉强能够自理，但稍微走动一下就会上气不接下气。到医院检查，肺功能检查提示极重度限制性通气功能障碍，伴有低氧血症。医生告诉她，目前已无手术条件，建议家庭氧疗。随着病情加重，未来可能还需要呼吸机进行辅助通气。

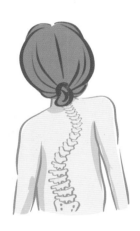

脊柱侧凸

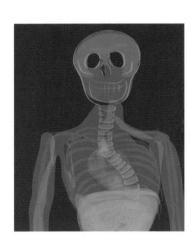

脊柱侧凸 X 线片

医生说　　限制性通气功能障碍是指各种原因导致的肺容积缩小。该病例中的患者有无法逆转的脊柱侧凸，即原发疾病不可逆，因此这类疾病导致的低氧血症没有药物可用。目前的方法就是对症治疗，即通过吸氧来纠正低氧血症。

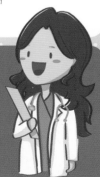

异常的自我感觉

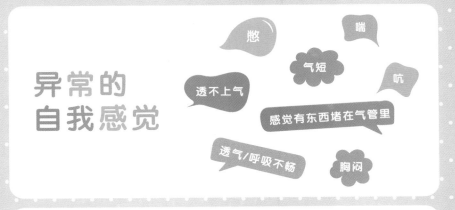

憋

喘

气短

吭

透不上气

感觉有东西堵在气管里

透气/呼吸不畅

胸闷

如何自我判断

○ 有无口唇发紫（发绀）

○ 有无眼球结膜水肿

○ 有无呼吸时肋骨间、锁骨上区域凹陷

侧视图

俯视图

○ 有无杵状指

○ 有无下肢水肿

○ 有无呼吸频率加快

○ 有无呼吸幅度加深或变浅

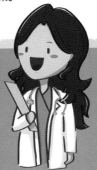

医生说

如果只是低氧，给予充足的氧就行了。

如果不只是低氧，还有二氧化碳升高，那么单纯补氧要慎重，可能需要更高级的呼吸支持设备。

23

PART 3

家庭呼吸支持的
常用手段及注意事项

设备你用对了吗?

呼吸支持是一种治疗手段,通过外接设备来保证人体足够的供氧,或是帮助二氧化碳排出,即改善低氧血症、纠正呼吸性酸中毒。通常情况下,家庭呼吸支持是将医院内呼吸支持的方案延续至家庭,以减少住院相关开支,改善生活质量。

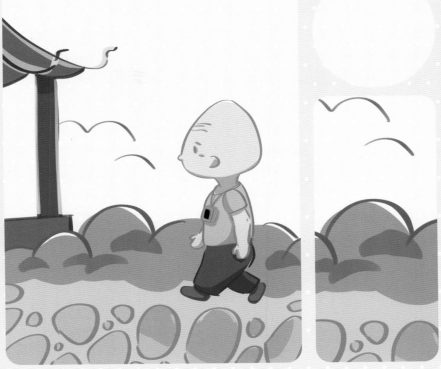

在开始家庭呼吸支持之前，我们需要准备一张清单，内容包括：

氧源	制氧机 或	家用氧气钢瓶
吸氧装置	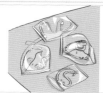 	鼻/面罩及其连接导管
通气装置	无创呼吸机（按需）	有创呼吸机（按需）
监测仪	指脉氧饱和度仪（必需）	呼气末二氧化碳监测仪（按需）
备用	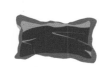 氧气包	移动电源（按需）
额外	湿化器/湿化罐 加湿罐 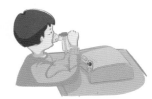 雾化装置(按需)	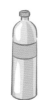 纯净水

呼吸支持的设备／装置有哪些呢？

	在医院	在家里
鼻导管吸氧		
面罩吸氧		
高流量吸氧		
无创通气		
有创通气		

常用**装置**的介绍**及**使用注意事项

> 鼻导管吸氧是最常用的呼吸支持方式。

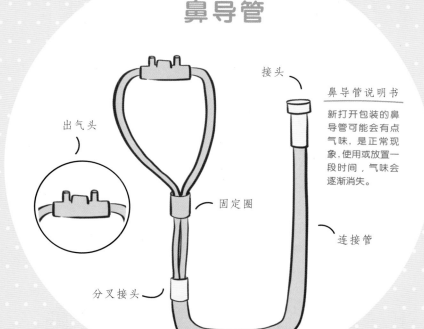

鼻导管

出气头

接头

鼻导管说明书
新打开包装的鼻导管可能会有点气味,是正常现象,使用或放置一段时间,气味会逐渐消失。

固定圈

连接管

分叉接头

鼻导管构造简单,是一根塑料软管,一端接氧源,另一端有两个出气孔(软鼻塞),分别插入两个鼻孔,在人自主呼吸时,直接将一定浓度的氧气混合周围空气送入鼻腔。

鼻导管正确佩戴示范

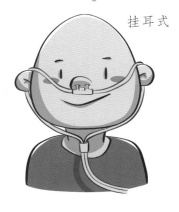

挂耳式

- 单人使用，不需要每日更换。

- 若需要反复使用，请清洗后储存于清洁、干燥、通风的环境中。

- 若长时间不用，再次使用前，请务必检查是否干净，有无霉菌斑等现象。无法确定是否干净的情况下，建议更换新导管使用。

- 当有破损现象时，请务必更换，以保证供氧效能。

氧流量越大，出气孔的氧浓度越高（实际吸入氧浓度可根据氧流量公式得出）。但缺点是，对鼻腔局部的刺激也越大。

长时间氧疗，有些患者会因鼻部干燥而流鼻血，建议可在鼻前庭处涂抹些金霉素眼药膏保持湿润，类似润唇膏的作用。

鼻导管错误佩戴示例

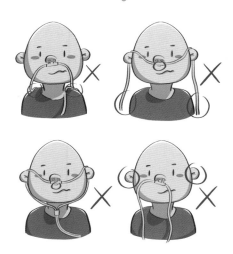

面罩吸氧时患者吸入的氧浓度更高。

储氧面罩

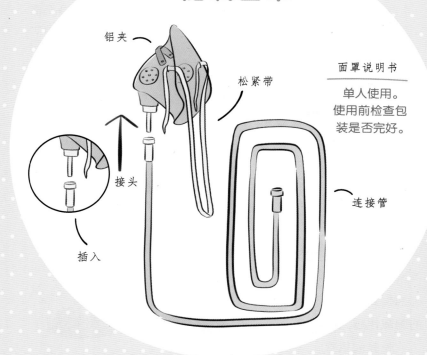

铝夹

松紧带

面罩说明书

单人使用。
使用前检查包
装是否完好。

接头

连接管

插入

　　面罩吸氧装置由两部分组成，即一根塑料软管及一个能
够覆盖口鼻的面罩，面罩两边各有数个小孔便于呼气排出。
特殊情况下，可以用剪刀将面罩两侧通气小圆环沿圆周方向
剪去后使用。

面罩正确佩戴示范

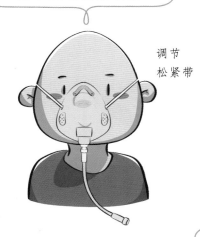

调节
松紧带

佩戴时可调节松紧带，使面罩与患者面部舒适贴合；可调节铝夹，使面罩与面部密合，以免氧气冲击眼睛，引起眼部不适。

面罩必须仅供单人使用。使用前检查包装是否完好。注意贮存环境（同鼻导管），临时储存前一定洗净，放在干燥、通风的地方，确保再次使用时无霉菌和致病菌。

面罩错误佩戴示例

氧浓度更高

面罩有一定的储气空间，持续不断的供氧会减少空气的含量，因此相较鼻导管吸氧，同等氧流量条件下，面罩吸氧时患者吸入的氧浓度更高。

高碳酸血症的患者不推荐使用

需要注意的是，呼出的富含二氧化碳的气体可能有一部分被重复吸入，因此对于高碳酸血症患者不推荐使用。

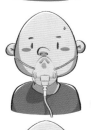

（上下颠倒）

（未罩住鼻子）

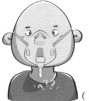

（未插入连接管）

使用无创呼吸机时，一定先戴鼻面罩，再连接呼吸机管路！

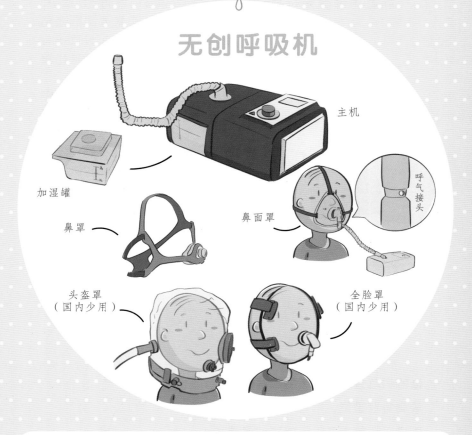

无创呼吸机

主机

加湿罐

鼻罩

鼻面罩

呼气接头

头盔罩
（国内少用）

全脸罩
（国内少用）

通常鼻面罩上有氧气连接头、胃管留置口、呼吸机管路接口（可旋转）、固定头带搭口。有些鼻面罩上的呼吸机管路接口上自带有"洞口"，可以用来做气管镜或作为呼气接头。

以中山医院使用的"钮式"鼻面罩为例，鼻面罩上有两个氧气连接头和一个胃管留置口，呼吸机管路转接口可旋转，呼气接头需要额外接。

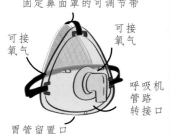

固定鼻面罩的可调节带

可接氧气

可接氧气

呼吸机管路转接口

胃管留置口

中山医院"钮式"鼻面罩

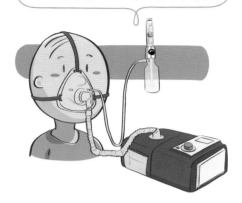

无创呼吸机正确佩戴示例

不同的无创呼吸机主机配套的管路会略有不同。最大差别在于有无内置流量传感器管道（监测流量和计算潮气量）、是否自带有呼气接头（呼出的二氧化碳释放口），以及是否为加温管道以减少冷凝水的产生。

因此，千万不要随意混搭使用！

无创呼吸机错误佩戴示例

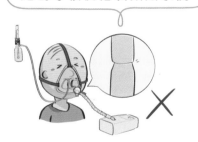

未接呼气接头，导致患者憋气难受（呼不出气）

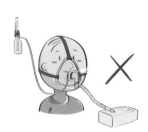

鼻面罩上另一个可以接氧气的孔开放着，导致漏气及吸氧浓度不准

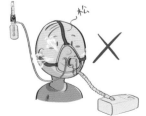

鼻面罩未绑紧或者戴歪了，都会导致漏气严重

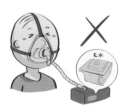

长期未接用湿化罐，导致鼻黏膜、气管干燥，容易有痰痂

Step 1 开机前准备

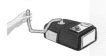

1. 电源已连接。

3. 设置合理的呼吸机参数。

2. 湿化罐内注入适量的水。

4. 正确连接管道至呼吸机端。

Step 2 佩戴鼻面罩

1. 选择适合脸型的无创鼻面罩（均码或适合自己的尺寸）

2. 确保氧气管路已接在鼻面罩上，并已连接氧源，有稳定的氧气输出。

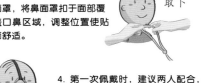

3. 取下原有鼻导管或普通面罩，将鼻面罩扣于面部覆盖口鼻区域，调整位置使贴面舒适。

4. 第一次佩戴时，建议两人配合，一人按住鼻面罩，另一人将固定带（含面部网袋）穿连并调整好长短松紧。以"钮式"鼻面罩为例，先固定面部下方两点，再调整额头固定带。

5. 长时间使用鼻面罩的患者容易在鼻梁及鼻翼两侧出现压痕，甚至皮肤破损，可以在局部贴上减压贴以缓解局部压力。

Step 3 连接

1. 按下开机键，等待数秒钟，待呼吸机运行并有气体通过管道输出后至下一步。

2. 将呼吸机管道（含呼气接头）连接鼻面罩上的连接口。

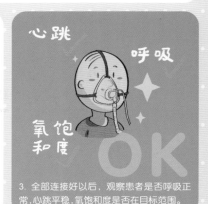

3. 全部连接好以后，观察患者是否呼吸正常，心跳平稳，氧饱和度是否在目标范围。

使用无创呼吸机时 一定**先戴**鼻面罩 **再连接**呼吸机管路

★ ★ ★ 顺序非常重要 ★ ★ ★

无创呼吸机使用注意事项

1. 建议饭前半小时和饭后 1 小时内不佩戴。

2. 若卧床时使用无创呼吸机，建议适当抬高上半身（30° 左右）。

3. 鼻面罩、管路等配件注意防尘、防霉。

4. 注意湿化罐的定期清洗，建议使用纯净水，不要直接用自来水。

5. 塑料管路避免过度弯折，若有老化、裂缝、漏气，应及时更换。

6. 鼻面罩应定期清洗，减压贴若有老化、开裂，应及时更换。

7. 鼻面罩上的各个塑料塞应确保封闭。脱落、移位、丢失等均会导致漏气，影响氧浓度和供气压力。

8. 若患者新增呼吸道不适症状或自我感觉呼吸机供气有异常，建议第一时间至呼吸科就诊（症状重且急，则应至急诊科就诊），明确是肺内原有疾病加重、新发疾病还是呼吸机的问题。

9. 尽量用鼻子呼吸。特别是吸气时，张嘴容易使气体进入消化道，引起腹胀，应尽量避免。

选购无创呼吸机需要考虑的因素：

- 模式选项 CPAP，S-T
- 压力范围
- 最大流速
- 最大漏气补偿
- 是否静音
- 售后保障
- 是否需要数据监测
- 参考医生建议

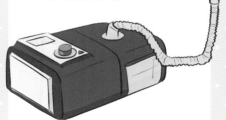

若想在家里使用，必须做好充分的准备。

有创呼吸机

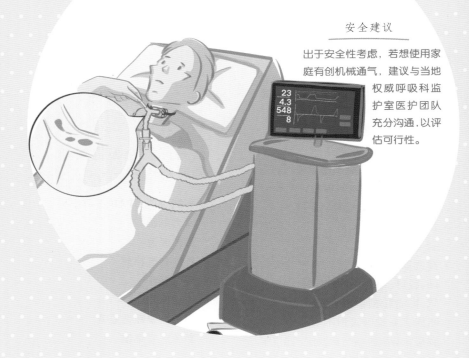

安全建议

出于安全性考虑，若想使用家庭有创机械通气，建议与当地权威呼吸科监护室医护团队充分沟通，以评估可行性。

　　有创呼吸机（机械通气）虽然已有家庭使用的先例，但其中绝大多数家属都是具有医学背景的医护人员，能够熟练地处理有创机械通气中的各种突发事件，以及做好日常维护工作。

　　气管切开后接有创呼吸机的气道管理即便是在医疗机构内，对医护人员的专业要求也是非常高的。最佳的医护团队可以减少或避免呼吸机相关性肺炎和呼吸机相关性肺损伤的发生。

提供精确的吸氧浓度、温度和湿度的高流量吸入气体的设备

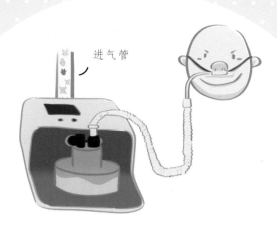

进气管

经鼻高流量湿化氧疗

经鼻高流量湿化氧疗（high-flow nasal cannula oxygen therapy, HFNC）装置自 2014 年开始在国内应用。它是一种通过高流量鼻塞，持续为患者提供可以调控并相对恒定的吸氧浓度(21%~100%)、温度(31℃~37℃)和湿度的高流量(8~80 L/min)吸入气体的设备，主要包括空氧混合装置、湿化治疗仪、高流量鼻塞及连接呼吸管路。

与普通鼻导管吸氧相比，HFNC 的优势有：

- 精确的参数设置，包括温度、供氧浓度和流速。
- 因持续输送高流速气体，故可以维持一定水平的呼气末正压，有利于肺泡开放和气血交换。
- 高流速气体经鼻吸入，可以冲刷患者呼气末残留在鼻腔、口腔及咽部的解剖无效腔的气体，同时降低上气管的阻力和呼吸功。
- 恒定的温度和湿度，更符合人体上下气道黏膜的生理需求，有利于稀释和排出痰液。

其他需要考虑的问题：

- 费用
- 氧供问题
- 疾病进展时评估延误的风险

¥

> 氧气是无色、无味、无嗅、无毒、不燃的气体，是强氧化剂，能助燃。

氧的供应

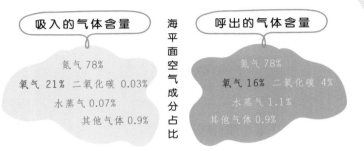

吸入的气体含量

海平面空气成分占比

呼出的气体含量

氮气 78%

氧气 21% 二氧化碳 0.03%

水蒸气 0.07%

其他气体 0.9%

氮气 78%

氧气 16% 二氧化碳 4%

水蒸气 1.1%

其他气体 0.9%

大气中氧浓度为 21%（海平面水平），当患者处于低氧血症状态时，最简单直接的方法就是给予更多富含氧的气体，通过专门的设备输送给患者，令其吸入，以满足机体的需要。

制氧机

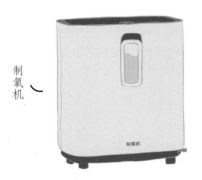

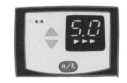

制氧机上的电子显示器

那么额外的氧气从哪里来呢？所有连接患者端的设备都应有个氧源。氧源内的氧浓度可以是 90% ~ 100%（纯氧），纯氧储存于容器内会产生很大的压强，因此在其释放过程中，需要靠一个限流器（压力表）来控制氧气释放的速度。

氧源有哪些？

医院内的墙式氧气表头和氧气钢瓶上的氧气表头都有一个流量调节旋钮，可通过旋转旋钮来使内置小珠子往上或往下移动，小珠子位置对应的刻度即为相应的氧流量数值（L/min），输出的氧气最终以满足患者实际吸入氧的需求为标准。部分直接接氧源的通气设备（如有创呼吸机）因为内设有限流装置或空气压缩泵，能够直接调节供氧的浓度。

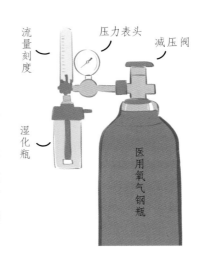

制氧机为提高使用方便性，一般通过电子显示器上的按钮直接调节并显示所需要的氧气流量数值。

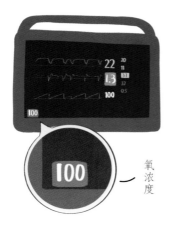

除呼吸机设定吸入氧浓度为100%的情况以外，通常氧源释放出来的氧气会与空气混合，因此患者通过鼻导管、面罩等吸入肺部的实际氧浓度低于100%。

鼻导管吸入氧浓度与氧流量（L/min）的换算公式如下。

$$实际氧浓度 = （21 + 4 × 氧流量）\%$$

小珠子的读数看中间水平哦~

氧气表头上的刻度如何判读？

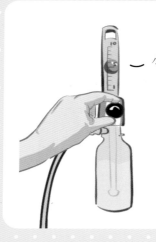

— 小珠子

有两种最大刻度：10L 和 15L(定制)。

通过调节旋钮（往大或往小）可见内置小珠子往上或往下移动，其位置对应的刻度即为相应的氧流量数值。小珠子体积略大，读数以其中间水平为准。

问 小珠子的位置超过最大刻度，可以吗？

答 可以。

一般认为 10L 刻度表头，小珠子到顶约为 15L/min。再往大方向旋转小珠子仍可进一步增加释放的氧浓度。因此，当一路氧浓度不够时，可以安装双表头，两路供氧。但最终输出氧浓度极大值也就 100%(纯氧)。

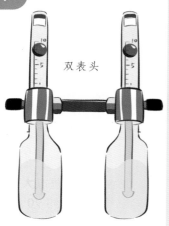

双表头

如何获得氧源?

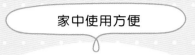

家中使用方便

制氧机

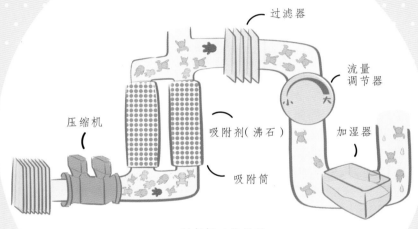

过滤器

流量
调节器

压缩机

吸附剂(沸石)

加湿器

吸附筒

制氧机工作原理

从空气中通过压缩机把吸入的空气压缩后输送到吸附筒里面的
吸附剂(沸石)。里面的空气被吸附剂吸住了大部分的氮气,剩下的
高浓度氧气(90%以上)通过过滤器供给患者。而被吸附剂
吸附的氮气,在吸附筒内压力撤掉的时候,被排
到机器外。

制氧机,是以大气中的空气为原料,将空气中含量约为 21%
的氧气浓缩成约 90% 浓度的氧气,供患者吸入。

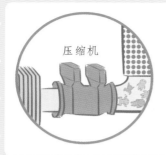

压缩机

吸取大气中的空气，并将压缩空气送到吸附筒的部件。该部件的质量很大程度上会影响气体浓度的稳定性，以及机器是否经久耐用，是否静音效果好。

吸附筒+沸石=我们常说的分子筛

吸附筒里的沸石是一种在加压状态下可以吸附氮气的化学物质。沸石有国产的，也有从法国、美国等进口的。其中有些产品里面含有锂元素，虽然贵，但是氮气的吸附性更好。使用吸附性更好的沸石可使出氧浓度稳定

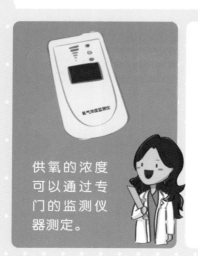

并有节约能源的功效。当分子筛性能下降，输出氧浓度低于 82% 时必须更换分子筛。性能稳定的机型会设定使用时间，比如超过两万小时或 3 年建议更换分子筛，以保证供氧浓度持续稳定。

供氧的浓度可以通过专门的监测仪器测定。

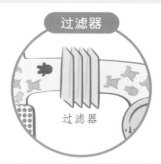

过滤器

浓缩后的氧气在提供患者之前，根据规定必须通过一个过滤器，过滤掉直径 10 μm以上的微粒。

如何获取
线上购买

各大购物网站均有售。输入"制氧机"即有无数厂家和型号可供挑选。

优势：

便捷，全网搜罗，选择多，送货到家。

如何获取
线下购买

医疗器械商店。

优势：

可见实物，现场试用。

如何获取
租赁

仅短期使用或拟作为过渡使用的家庭可以考虑。

不足：

国内开展制氧机租赁业务的公司不多。

制 氧 机 选 购 依 据

01 疾病对氧浓度的需要量

一般在出院前，医生会告知家庭氧疗时所需吸氧时间（频率）以及吸氧的大致浓度（流量）。若吸氧浓度在 1~2L/min，则可以考虑购买 3~5L 容量的制氧机；若吸氧浓度在 3L/min，甚至偶尔会超过 3~5L/min，则建议购买 5L 以上容量的制氧机。

02 家庭经济条件

不同分子筛质量、不同容量、不同过滤器、不同氧浓度监测设备敏感性、不同外观、不同操控舒适感等因素都会影响到其价格。在选购时，应将分子筛质量、容量和过滤器质量作为首要因素考虑，其他附加值则根据家庭经济条件酌情增减预算。

03 售后服务

分子筛是制氧机的核心部件，需要定期更换。若为移动便携式制氧机，则移动电源也有老化情况需要定期更换。对于长期依赖家庭氧疗的患者，需要问清楚更换部件的耗时，以及有无替代机器备用。

需要吸氧患者的外出梦想也能照进现实啦！

便携式制氧机

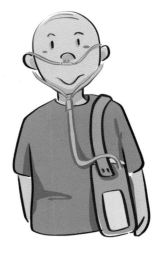

安全建议

如果外出时间较长，可以再配备较大功率的移动电源。

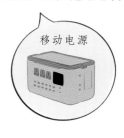

移动电源

便携式制氧机基本是前述制氧机的缩小版，工作原理也是吸附技术，采用分子筛吸附和解吸技术从空气中提取氧气。

有两种常用的释放氧气的模式：脉冲式和弥散式。前者是仅在吸气时供氧，后者是在整个呼吸过程中持续供氧。由于是家用，又是便携式，因此它的适用人群一般所需要的氧流量不会太高，脉冲式可能更适合。

便携式制氧机

供电模式可接直流电使用，也可以通过锂电池蓄电使用，多数机型车载充电也可以。随着锂电池工艺发展，2~3 小时的使用时间是基本都能够保证的。

在家如厕时、短期外出时，便携式制氧机都是非常方便和必需的。如果外出时间较长，可以再配备较大功率的移动电源。这样的话，需要吸氧患者的外出梦想也能照进现实啦！

电话订购,等待送货上门即可哦!

钢瓶氧

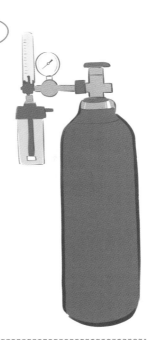

瓶装氧气是按照国家标准(GB 8982-2009)对医用及航空呼吸用氧的要求制备,把由分离空气制取的氧气进行压缩,充装到专用瓶内。

氧气的生产、充装、检测、储存和运输都由专门的生产厂家和运输公司负责。作为患者(使用者)只需要订购,等待送货上门即可。

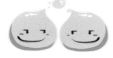

氧气瓶的操作

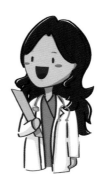

开始吸氧时

打开供氧器开关,氧气瓶内高压氧气经过减压阀(氧气表),通过流量调节开关输出所需的目标流量。

停止吸氧时

标准的操作是应关闭氧气瓶开关,待压力降至 0 时,再关闭流量调节阀。

氧气瓶使用的注意事项

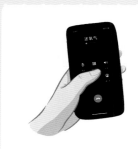

1 氧气瓶应由专业人员运送，当剩余气体量不多时，及时通知更换。

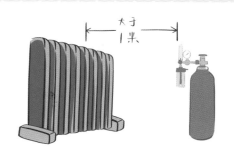

2 氧气瓶应置于阴凉处，不得靠近热源，与明火距离不小于 10 米，与暖气片距离也要至少1米远。

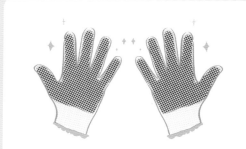

3 搬运氧气瓶时应佩戴手套，避免油脂沾染瓶身及零部件。

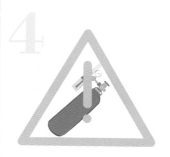

4 避免撞击氧气瓶，应轻移轻放，防止其倾倒。

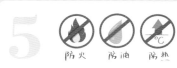

防火　防油　防热　防震

5 在使用中若发现漏气或者零部件损坏，应立即关闭氧气瓶阀门，通知送货单位，切记不要自行修理。

6 吸氧期间禁止抽烟！

如何获取**及回收**

01 医生开具处方

以上海市为例，门诊医生根据患者病情需要，开具若干瓶氧气处方，该费用享受医疗保险额定报销。患者付费后，会获得相应瓶数的氧气票及联系方式。

02 送货上门

致电服务公司后，预约送钢瓶氧气（含氧气表头）的时间。第一次上门时还须另付钢瓶及氧气表头等的押金。

03 致电回收

当不再需要吸氧装置了，无论是空瓶还是存有氧气，都请致电服务公司上门回收。

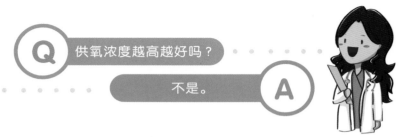

Q 供氧浓度越高越好吗？

不是。 **A**

01 　　每个患者都应该有其氧疗目标，会因其基础疾病不同而存在差异，并非越高越好。比如，慢性阻塞性肺疾病患者的氧疗目标为静息状态下动脉血氧分压（PaO_2）60mmHg，和（或）动脉血氧饱和度 $\geqslant$ 90%；家庭监测时指脉氧饱和度（SpO_2）90% ± 2% 即算达标。故一般建议长期家庭氧疗的慢性阻塞性肺疾病患者经鼻导管吸入氧气流量为 1~2L/min，即氧浓度 <30%，静息状态下达 SpO_2 93%~95% 是较为理想的范围。

02 　　不恰当地吸入过高浓度的氧，会抑制人体的化学感受器，导致呼吸变慢、通气量降低，对于基础疾病是气道阻塞性疾病的患者，容易诱发或加重二氧化碳的潴留，导致高碳酸血症。

03 　　吸入气体中的氧浓度高了，则势必其他气体浓度会降低，尤其是氮气。氧气进入肺泡后弥散速度超快，迅速入血，维持肺泡塑形的氮气量少了，则肺泡体积会逐渐缩小，尤以肺底部明显，容易形成局部肺不张，加重痰液引流不畅。

04 　　长时间吸入过高浓度的氧气有氧中毒风险。

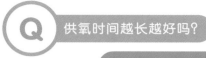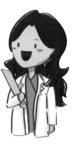

Q 供氧时间越长越好吗？

不是。 **A**

01　有些缺氧是一过性的。

在肺炎、哮喘或慢阻肺急发、肺栓塞等疾病较重的时期突然出现，经过综合治疗后，待疾病好转缺氧情况也会相应消失，该类患者仅需在生病期间按需氧疗即可。

02　有些缺氧是间断性的。

比如（极）重度慢性阻塞性肺疾病、间质性肺疾病、慢性心功能不全等患者在稍剧烈活动时常易出现缺氧表现，而当停止活动安静休息后缺氧会自行恢复。该类患者在缺氧达到最低限度时应及时吸氧治疗，当缺氧纠正或自行恢复后可停用。

03　有些缺氧是长期持续的。

与其基础疾病有关，比如肺间质纤维化终末期患者肺功能已极度衰竭，少数患者有条件行肺移植，多数则需要依赖呼吸支持（吸氧或呼吸机辅助通气）来部分替代肺功能。该类患者是有必要 24 小时持续吸氧治疗的。

湿化装置

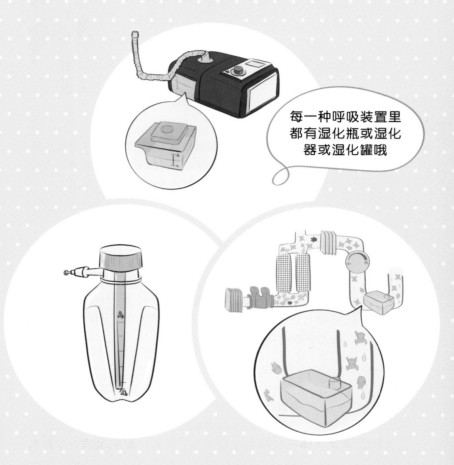

每一种呼吸装置里都有湿化瓶或湿化器或湿化罐哦

人体吸入空气相对湿度为 40% ~ 50% 时是最适宜的。在一定温度下一定体积的空气里含有的水汽越少，则空气越干燥。因此，冬季在开空调或暖气的房间里，以前的人们会放一盆水，现在则是开加湿器，以保证房间内的湿度。

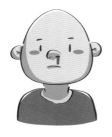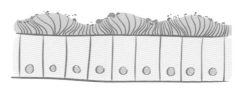

鼻毛纤毛

我们的鼻子有着"纯天然"的加温、加湿功能，但经不住长时间持续的鼻导管吸氧的冲击，会因为吸入气体太干燥而出现鼻部不适，甚至鼻出血。使用呼吸机的患者则会因吸入气体干燥而导致痰液干结形成痰痂，使气道黏膜防御能力下降。

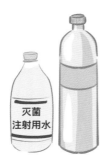

因此，建议气体在被吸入前应经过加湿装置，这一装置可以是湿化瓶或是湿化罐，供氧时里面应注入灭菌注射用水（医用）或纯净水（家用）。有些设备还能对湿化罐加温，起到更好的湿化作用。

湿化杯杯体和杯盖应旋紧，确保无卡滞或漏水现象。

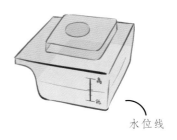

水位线

加入湿化水后，注意水位不应超过"高"线或低于"低"线。过高会导致吸氧管路内积水，甚至将水珠打入面罩内。过低则会导致湿化效果不佳。

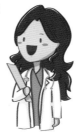

雾化装置

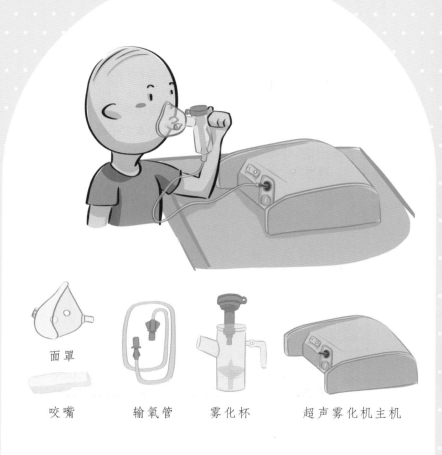

面罩

咬嘴　　　　输氧管　　　雾化杯　　　超声雾化机主机

吸氧 ≠ 雾化，并不是所有吸氧的患者都需要做雾化。
雾化 ≠ 吸氧，并不是所有的雾化都需要氧气来驱动。

哪些人需要做雾化

❶ 像前述病例患者

　　像前述病例一中的李老伯，本身有慢性阻塞性肺疾病，当肺功能变得很差，已无法自行吸入预制装置内的药物时，或者有些患者在急性加重期呼吸急促、喘憋明显时，可以将雾化用支气管舒张剂注入雾化杯内，雾化后的药物随每次呼吸进入气管。

❷ 哮喘患者

　　哮喘患者可将雾化用糖皮质激素注入雾化杯内雾化吸入，减轻气管炎症反应。

❸ 支气管扩张或者支气管肺炎患者

　　支气管扩张或者支气管肺炎患者若痰液黏稠难以咳出，可将雾化用化痰药物注入雾化杯内雾化吸入。

　　雾化只是人们接受药物治疗的一种手段，和我们平时口服药物和静脉输入药物类似。因此，在配备雾化装备前应先明确是否需要雾化治疗。

雾从哪里来

❶ 在医院｜氧驱动

　　在医院里，输氧管一端接氧气表头，一端接雾化杯。一般将流量调至 4~5L/min，可见持续的雾气释放出来后，患者通过咬嘴或者面罩将雾化后的药物吸入肺内。即在雾化的时候也有额外氧气提供。

有两种模式可以选择

❷ 在家里｜氧驱动或超声振动

a. 输氧管一端接制氧机或者瓶装氧的表头，一端接雾化杯，类似医院的操作方法。

b. 输氧管一端接超声雾化主机，一端接雾化杯，此时不需要额外氧气设备，即可完成雾化治疗。多适用于不缺氧，只需要做雾化的患者。

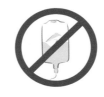

雾化前注意事项

① 药物选用请遵医嘱。
不应随意将静脉用液态药物用于雾化治疗。

② 药物剂量应恰当。
雾化杯有刻度，有些药物需要加生理盐水，有些不一定需要，注意杯内液体总量，液体越多雾化时间会越长。

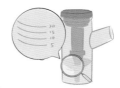

③ 药物种类要合理。
有些药物混合雾化有协同作用，可以提高疗效；而有些药物混合雾化后产生的不良事件风险会增加。因此，切勿盲目地将两种及以上药物混合雾化。

④ 雾化顺序有讲究。
对于那些慢性气道疾病的患者，如果既需要雾化支气管舒张剂，又需要雾化化痰药物，建议先雾化支气管舒张剂再化痰。

装置更换及清洗原则

原则上，所有雾化器套装都是一次性的，以保证装置的无菌性。

若无法做到一次一换，那必须用完后充分清洗干净、晾干，下次使用前再冲洗干净！

强烈建议
务必要定期更换雾化器套装。

用过**的**装置
千万别这样处理！

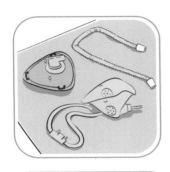

有污物的装置被闷在袋子里发酵，滋生病菌。

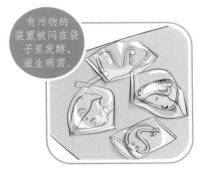

⊗ 随便一放。

⊗ 用塑料袋随便一套。

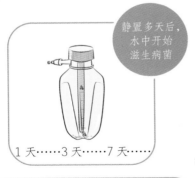

静置多天后，水中开始滋生病菌。

1 天……3 天……7 天……

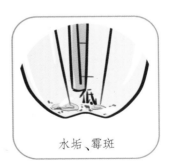

水垢、霉斑

⊗ 湿化瓶里的水静置多天。

⊗ 水是倒了，但仍有残余。

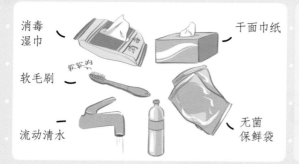

消毒
湿巾

干面巾纸

软毛刷

流动清水

无菌
保鲜袋

准备
工作

▶ 家里装置用一套，再至少
备一套

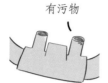

有污物

▶ 每日检查鼻导管出气头、
面罩内是否有污物，及时
清理

日常
护理
小贴
士

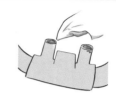

▶ 消毒湿巾直接擦拭

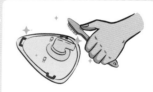

▶ 连接管路和湿化器（罐）
应使用 48~72 小时后用
流动清水冲洗，死角处可
以用软毛刷清理、晾干

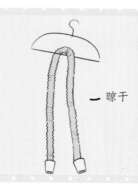

晾干

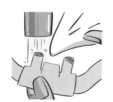

▶ 流动清水冲洗后通风晾
干，或用干面巾纸擦干

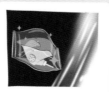

▶ 暂时不用的装置，
务必洗净后装入
袋子，保存在干
燥、避光的地方

▶ 若有条件，建议定期更换鼻
导管、面罩及连接管路

▶ 再次取出时，详细检查是
否干净，可再清洁后使用

监测手段

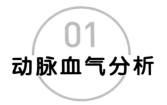

血气分析可以了解氧气（O_2）、二氧化碳（CO_2）水平及酸碱平衡状况。对于危重症或者慢性肺部疾病急性加重的患者，有着非常重要的意义。虽然动脉、静脉都可以用于分析，但临床上更常用动脉血来分析。

平时我们搭脉
感受心跳就是它！

采血部位 理论上所有动脉都可以，但实际操作中，首选桡动脉，还可以选择肱动脉、足背动脉和股动脉。

动脉与静脉不同，静脉是皮肤上能够看到的青色血管，一般护士会用橡皮筋扎住上游血管，使目标静脉充盈，用于输液或者抽血化验。而动脉是持续搏动的血管，内流富氧的血液，供应血液和氧气至各脏器及肌肉。因此，动脉是我们肉眼看不到的，要靠医生触摸感知动脉的走行和搏动强弱。如果医生为您抽动脉血的时候摸了很久，千万不要催哦，"一针见血"靠的不是运气而是实力！另外，动脉与神经常常伴行，所以有些情况下戳一针会有触电的感觉，此时请务必淡定，不要逃、不要叫，不然可能会前功尽弃。血气分析每次需要的血量为 2~3mL，不够量的话就要重抽！

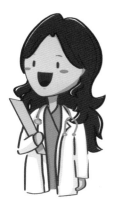

TIPS

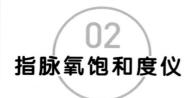

这是一种能够无创、实时检测并判断受测者是否缺氧的仪器，家用型一般体积很小，便于随身携带，还能同时检测心跳值。

正常值判读

1. 无基础疾病的正常人，一般 SpO_2 在 95% 以上。

2. 患有心肺疾病接受氧疗的患者，目标是用补充的氧维持 SpO_2 在 90% 以上。

3. 建议氧疗患者 SpO_2 不要追求 99%~100%，一般维持在 97%~98% 较为理想。

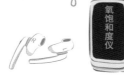

便携小巧哦~

对比普通耳机比例

Q 为什么机器在别人手上测得出数值，而在我手上测不出？

肢端冰凉、供血不足，血压低，脉搏弱

心率不齐，多见于房颤患者

指甲颜色异常，影响光吸收率的计算

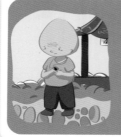

建议所有心肺疾病患者随身携带，可以在活动时随时监测是否缺氧、缺氧程度，以及对应的心率。

离家远行、爬山游玩、乘飞机、去海拔较高地区等情况下，更要动态监测，若有明显低氧表现，应及时处理。

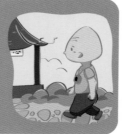

03
呼末二氧化碳监测仪

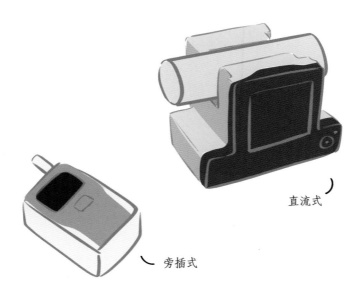

直流式

旁插式

　　是一种能够无创、实时检测呼出气二氧化碳 (CO_2) 水平的仪器。目前主要在监护室内对有创通气患者呼出气的 CO_2 进行监测。有直流式和旁插式两种。均可以显示呼吸波形图（包括呼吸频率）及呼出气的 CO_2 水平。

　　有 CO_2 潴留风险的患者可以按需监测，能相应减少动脉血气分析检查（有创）的次数。目前家用型监测设备尚未上市。

PART 4

呼吸衰竭患者的家庭支持

呼吸以外的支持还有哪些?

　　越来越多的慢性呼吸衰竭患者出院回家后,既能拥有来自亲友生活、情感上的关爱,还能继续实施医生对疾病的治疗策略。

　　这些治疗策略不仅有机器设备对呼吸功能的支持,还包括营养支持、心理支持、锻炼支持等各方面的内容。

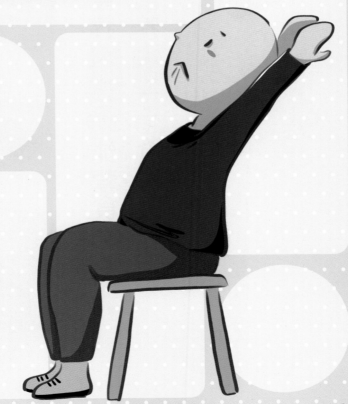

Part 4

1 营养支持

民以食为天，不仅吃得饱，还要吃得好

民以食为天，中国人最为讲究的就是饮食文化，不仅吃得饱，还要吃得好。这"好"除了色、香、味，还应"有营养"！

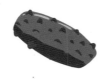
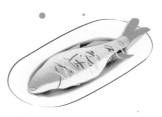
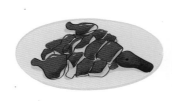

有营养 不等于 纯荤食

有营养 不等于 食材贵

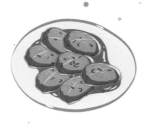

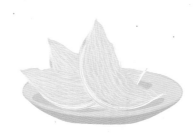
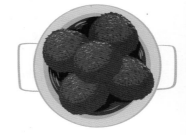

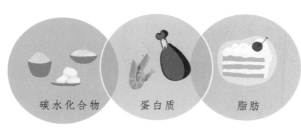

碳水化合物　　　蛋白质　　　脂肪

这**3**大营养物质是我们每天摄入量最大、最核心的物质，可满足我们的能量代谢和生长运动。

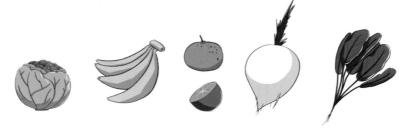

维生素、矿物质、膳食纤维多来自蔬菜和水果，常起到催化常量营养素的作用。

当然还有必不可少的水！

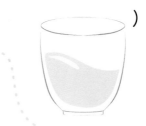

这七大类物质是维持我们正常生命活动不可或缺的食物成分。

因此，我们制订餐食计划的时候，应在结合自身喜好的基础上，做好营养物质的搭配。切忌全荤或全素！

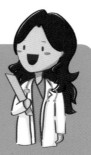

对于不喜欢吃水果的病友，建议适当增加蔬菜的摄入量。

如果实在无法做到日常就餐时的营养均衡，则可以适当增加配方奶的摄入，并加服多种维生素片。

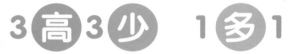

不饱和脂肪

3高

高蛋白：有助于强壮肌肉。

高脂：补充热量。

高纤维素：预防便秘。

3少

少盐：少吃腌制食物、酱菜等。

少产气：少吃产气食物，避免腹胀。

少食多餐：每天 5~6 餐，餐后勿立刻躺下。

多喝水

缓解咽喉部干燥。

有利于湿化气管，方便排痰。

促进代谢产物的排出。

细嚼慢咽

避免进食呛咳。

进食时耗氧量增加，可以戴着鼻导管吸着氧就餐。

坚硬、带刺的食物少吃，或充分咀嚼、嚼碎后慢咽。

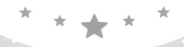

[2 心理健康支持

Part 4

给患者和家属
的小建议 }

患
者
心
声

有些患者平时不在意，突然某次发病到医院，被告知疾病
已非常严重，很容易产生"接受不了"的情绪（抵触情绪）。也有
患者消极情绪严重，觉得自己未来就是一个废人，怕拖累家庭
而拒绝治疗。

其实完全没有必要放弃治疗。大部分患者经过规
范治疗后，生活质量可以得到较大的改善。如果思想
上就是怕这怕那，觉得这一道坎就是跨不过去，可能
不是疾病本身的原因，而是"想得太多"。此时可以寻
求心理科医生的帮助，服用一些药物来改善情绪，睡
得香、吃得好，原发疾病也能好得更快一些。

患
者
心
声

接受长期家庭氧疗的患者，或者联合无创通气已治疗若
干年的患者，会逐渐产生懒惰情绪，能躺着绝不坐着，能坐着
绝不站着，能让家属端到面前的绝不主动去拿。

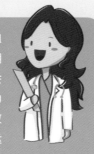

生命在于运动。久坐、久躺不仅会有发生静脉血
栓、压疮等并发症的风险，同时肌肉萎缩也会非常明
显。肉眼可见的四肢肌肉含量减少，肌力减退，逐步会
导致下肢纤细而无法承受上半身的重量，肌肉从主动
不运动到被动无法运动。因此，建议任何时候都不要放
弃力所能及的运动，小到择菜、剥壳等锻炼手指的运
动，大到散步、做操的全身运动，都对身心健康有益处。

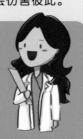

患者心声　　同住家属的看护和照顾是非常不容易的。很多时候明明想让患者活得更好、更长，但在极度疲劳、焦虑的时候，特别是自己也生病不舒服的时候，需要一个发泄的途径。往往此时，不经意的言语抱怨、动作暴力就会出现，因而会伤害彼此。

　　我们不能光用"爱"和"责任"来道德绑架同住家属。建议子女能多分担一些对父母的看护，给予他们更多的精神支持和心理疏导。目前，部分社区也提供医疗看护计时服务、送餐服务、家政服务等。可以考虑依托家庭内部资源和社会资源来减轻同住家属的个人负担，缓解体力和精神的双重压力。

给家属的建议

- 切莫病急乱投医。
- 正确认识患者所患的疾病及其当下的严重程度，调整好心态。
- 合理安排饮食。
- 协助、陪伴患者适当运动。
- 适当参加社会活动，缓解精神压力。
- 备有日常琐事的备忘录，做到心中有数，遇事不慌。
- 了解所用的呼吸支持设备使用方法（如开关机、报警等）。
- 熟练掌握各项部件的清洗、消毒、存放的注意事项。
- 按时就医代配药，敦促定时服药。
- 知道发生突发状况时如何呼救或送医。

给病友的建议

- 切莫讳疾忌医。
- 正确认识自己所患的疾病及当下的严重程度，调整好心态。
- 多与亲友聊天，疏解情绪。
- 若有不了解的地方，可以和医生沟通。
- 利用身边的物件，适当锻炼；若能出门，建议多散步。
- 可以做些力所能及的事情，比如择菜、擦桌子等。
- 不建议久躺或久坐。
- 按时服药。

Part 4 [3 肺康复训练 呼吸训练指导 小策略

在发达国家，肺康复训练有专门的师资团队、课程及器械等，而在国内该项尚处于起步阶段。目前比较成熟的是针对慢性阻塞性肺疾病（COPD）患者的呼吸训练指导。间质性肺疾病（尤其是特发性肺纤维化）患者的肺康复训练也暂时参考 COPD 的策略。

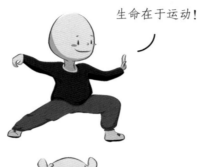

生命在于运动！

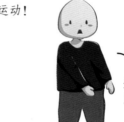

迈开步，顺顺气

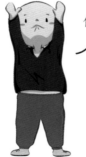

伸个腰

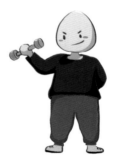

动动手，抖抖腿

锻炼强度	逐渐加量、循序渐进
锻炼时间	初始 5 ~ 10 分钟，每天 4 ~ 5 次
	逐渐增加至 20 ~ 30 分钟，每天 3 ~ 4 次
锻炼形式	与日常活动密切相关
准备活动	曲臂、伸腰、扩胸

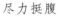

举例一

坐位、卧位、半卧位均可

腹式**呼吸**

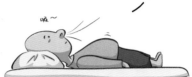

尽力挺腹

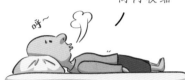

向内收缩

全身肌肉放松
↓
经鼻吸气
↓
尽力挺腹
↓
吸气末短暂屏气

从口呼气
↓
口唇似吹口哨状
↓
持续缓慢呼气
↓
同时腹部向内收缩

要　领　整个过程胸廓起伏幅度不要太大，一般以吸气速度快，呼气速度慢且匀速为佳。呼吸频率每分钟 8 ~ 12 次为宜。

开　始　每日 2 次，每次 10 ~ 15 分钟。逐步加量。

小 建 议　从平卧位开始训练，将意念集中于腹部，配合呼吸协调动作。目标：每一次呼吸都是腹式呼吸。

举例二

抗阻呼吸

借助专业的工具，
比如呼吸训练器

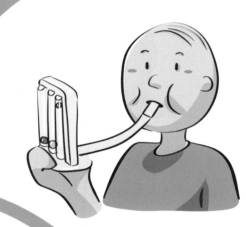

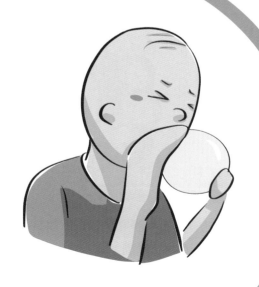

借助家里的常见物品，
比如吹气球、吹倒空塑
料瓶子

举例三

肌肉训练

上肢训练

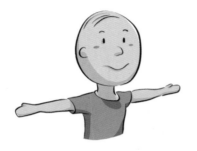

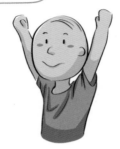

吸气耸肩，呼气放松
↓
双手自然放肩上
↓
双肩打开时吸气，收回时呼气

双手打开时吸气
↓
双手合掌拍手时呼气
↓
双手举起时吸气
↓
呼气，双手拍大腿中线

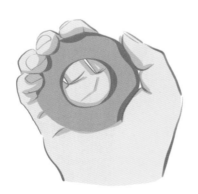

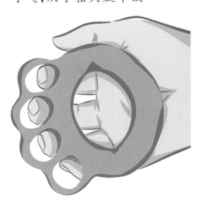

　　双手握握力器锻炼，可在看电视等静息状态下持续进行。手上加或换小矿泉水瓶（330mL 左右，里面加点水或米）或轻哑铃（1kg 左右）都可以。

下肢训练

平躺床上，
上半身贴于床面，双手
自然放于身侧，
屈膝抬高下肢，
两腿在空中交替做空踩
自行车的动作

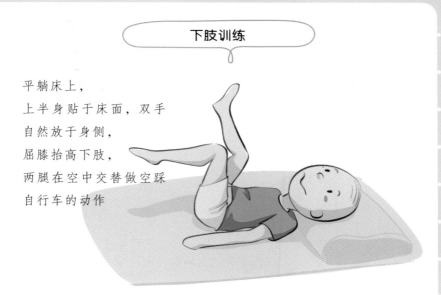

要 领 每次踩至脚踩不动为止。患有肺大泡的患者慎
做空踩自行车锻炼。借助健身自行车等器械设
备，也可以进行下肢肌肉锻炼。

频 率 每日 1 ~ 3 次，训练强度结合患者的运动耐受
程度适当调整。

强 度 以 Borg 呼吸困难评分为指导，目标：2 ~ 4 分钟。

Borg 评分	0 分	一点也不觉得呼吸困难或疲劳
	0.5 分	非常非常轻微的呼吸困难或疲劳，几乎难以察觉
	1 分	非常轻微的呼吸困难或疲劳
	2 分	轻度的呼吸困难或疲劳
	3 分	中度的呼吸困难或疲劳
	4 分	略严重的呼吸困难或疲劳
	5 分	严重的呼吸困难或疲劳
	6 ~ 8 分	非常严重的呼吸困难或疲劳
	9 分	非常非常严重的呼吸困难或疲劳
	10 分	极度的呼吸困难或疲劳，达到极限

举例四

室外锻炼

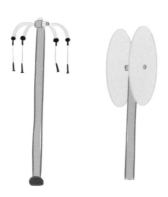

1 利用小区公用健身器材

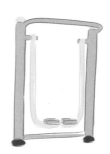

2 社区或公园步道：
以自己喜欢的步伐散步，
建议 30 ~ 60 分钟，
以微微出汗，或略有气喘为宜。

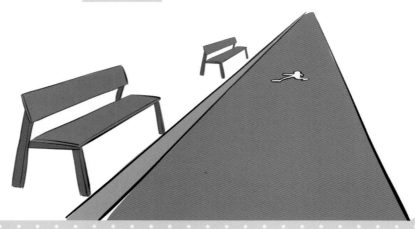

有氧训练操

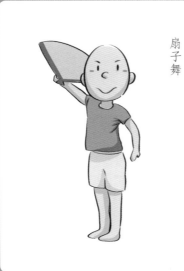

扇子舞

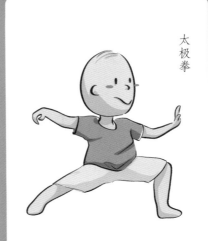

太极拳

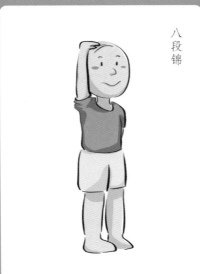

八段锦

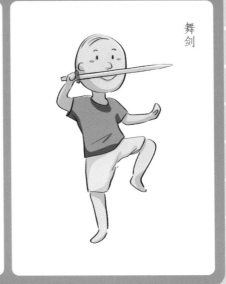

舞剑

举例六

排痰训练

有些患者痰液多，或黏稠，或无力咳出，可以通过排痰训练帮助痰液咳出。

01 体位引流

利用重力，促进肺内积聚的痰液排出。

建议每日 2 ~ 3 次，每次 5 ~ 10 分钟，餐前进行为宜，避免疲劳。

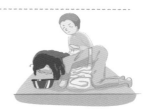

体位引流

02 胸背部叩击、振动

家属可以手指并拢，掌心呈杯状，运用腕部力量，在脊柱两侧自下而上、自外向内叩击 30 ~ 45 秒，期间患者可以自由呼吸。

或者穿戴排痰马甲，这种马甲有振动、拍打、叩击等模式，有助于黏稠的痰液脱离支气管壁。

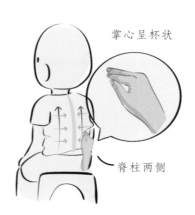

掌心呈杯状

脊柱两侧

03 咳嗽训练

身体前倾，深吸气，双手置于腹部，且呼气时做 3 次呼气以感觉腹肌的收缩；再深吸气，接着用尽全力做急剧的双重咳嗽，可以用手在腹部适当加压。

Part 4 { 4 基础疾病 } 基础疾病的治疗方案 一般无须调整

除了呼吸衰竭,你可能原本还患有:

高血压病

冠心病(支架置入后)

心律失常(起搏器置入后)

糖尿病

甲状腺功能异常

胃肠道功能紊乱

乙肝病毒携带

脂肪肝

肾病

尿路结石

前列腺肥大

脑梗后

帕金森病

骨质疏松

皮肤病

白内障

妇科疾病

等等

这些原本就有的基础疾病的治疗方案一般无须调整。该吃的药不要随便停,该监测的指标(如血糖)请继续认真执行监测!

Part 4 [5 并发症 } 并发症应重在预防!

并发症是指一种疾病在进展过程中或者在诊疗护理过程中引起的另一种疾病或症状的出现。

对于呼吸衰竭患者而言,最常见有以下几种情况:

1. 与疾病本身相关,比如肺心病(右心衰竭)、肺性脑病等。

2. 与活动减少相关,比如代谢异常、失用性肌萎缩、深静脉血栓、压疮等。

3. 与药物治疗相关,比如心率加快、声嘶等。

4. 与呼吸支持技术相关,比如颜面部压疮、鼻出血、腹胀气等。

Part 4 [6 戒烟 } 戒烟,任何时候都不晚!

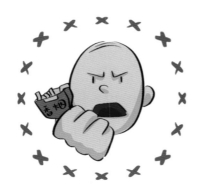

已有大量研究发现,吸烟与肺癌、胃癌、冠心病等多种疾病的发生有关。无论你是气短抽不进烟,还是吸氧时被明令禁止吸烟,抑或只是家属提醒不要吸烟,请相信,越早戒烟对你越有益!

Part 4 [7 疫苗 注射疫苗的目的是预防疾病的发生}

Q 对于呼吸衰竭的患者而言,他们很少出门,平时接触的人也有限,是否有注射疫苗的必要呢?

呼吸衰竭患者相比正常人本身呼吸道功能就弱,全身免疫力就比较低,即便不去人多的地方,也有一定的社交接触,因此我们建议,病情稳定的呼吸衰竭患者,可以考虑每年注射流感疫苗。

目前,美国胸科学会(ATS)和加拿大胸科学会(CTS)明确推荐,慢性阻塞性肺疾病患者应每年接种流感疫苗。

Q 还有其他增强免疫力的方法吗?

运动肯定有助于增强机体免疫力。

口服药物中,细菌溶解产物是常见细菌的冻干溶解物,可以用于免疫治疗,预防呼吸道的反复感染。

在皮下注射药物中,胸腺肽等可以增强老年病患者对病毒性疫苗的免疫应答。

均衡饮食,适当增加蛋白质摄入量,亦有助于增强机体免疫力。

Part 4 [8 肺移植 肺移植应早考虑,早讨论}

终末期呼吸衰竭患者如果原发疾病是肺内病变,可以考虑肺移植。

但请注意,肺移植应早考虑,而不是等到患者状态已经很差了再和医生讨论。那时患者已无法耐受手术的创伤,术后恢复也将非常困难。

PART 5

呼吸衰竭患者的外出策略

安**全外出能否实现**？

　　呼吸衰竭患者的出门问题困扰着很多家庭。

　　相信很多时候，大家不是不想出门，而是不敢出门。大部分患者一旦吸上氧气，就像被关在笼子里的小鸟，只能望着窗外月亮的阴晴圆缺。

　　对于外出，我们给出如下建议。

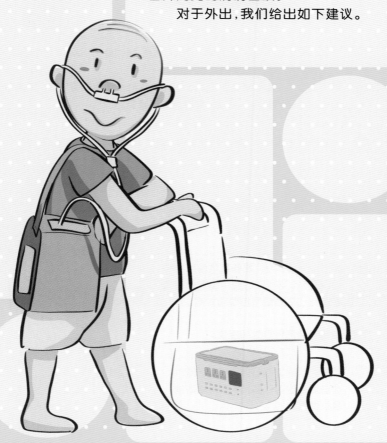

Part 5 [**1** 日常外出 根据患者的状态先分
类，再建议 }

1. 按需吸氧

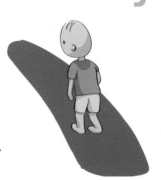

① 强烈建议日常多出门散步。

② 必须随身携带氧饱和度仪。

③ 范围：家附近的公园、花园、步道，
家庭聚会也可以参加。

④ 若氧饱和度低于 88%，立即停止活动，休息，待恢复到 90% 以上再继续。

⑤ 若反复、数次出现氧饱和度低于 88%，或稍一活动即有下降，休息时
间较长才能恢复 90% 以上，则建议回家吸氧。

⑥ 一般情况好的患者，可以独自出门；最好有 1 位亲友陪同出门。

2. 几乎持续吸氧

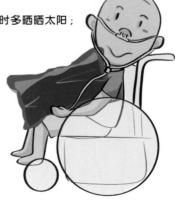

① 有条件的话可以多出门，尤其是天气好时多晒晒太阳；

② 建议以轮椅代步，配备氧气包或者移
动（便携式）制氧机，使用氧气包的患
者应特别注意氧气包使用时间。

③ 必须随身携带氧饱和度仪。

④ 范围：家附近的公园、步道，短时
家庭聚会也可以参加（根据移动制
氧机供氧时间）。

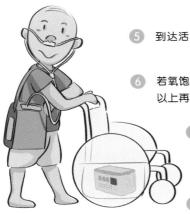

⑤ 到达活动目的地时,脱离轮椅或手推轮椅步行。

⑥ 若氧饱和度低于 88%,即停止活动休息,待恢复到 90% 以上再继续。

⑦ 若反复数次出现氧饱和度低于 88%,或稍一活动即有下降,休息时间较长才能恢复 90% 以上,则建议回家。

⑧ 建议至少 1 位亲友陪同出门。

3. 白天吸氧,晚上睡觉时无创呼吸机通气

① 建议以轮椅代步,配备氧气包或者移动(便携式)制氧机。

4. 白天除吃饭前后时,都需要无创呼吸机通气

① 若要外出,建议以轮椅代步,配备移动(便携式)制氧机。

② 外出时间不宜过长,户外活动应在离家近的小范围内。

③ 必须随身携带氧饱和度仪。

④ 若走亲访友,或外出时间较长,建议携带无创呼吸机和移动电源,按需通气治疗。

⑤ 建议至少 1 位亲友陪同出门。

[2 长途外出}

Part 5

1 乘飞机

商务飞机的机舱氧浓度为15%~18%，较海平面氧浓度低。由于机舱内低压和低氧，健康乘客在机舱内的动脉血氧分压（PaO_2）也会稍有降低，为55~75mmHg（1mmHg=0.133KPa），动脉血氧饱和度（SaO_2）为87%~95%。因此，平时要吸氧的患者乘飞机必须全程吸氧，不过需要向航空公司提出吸氧申请。

当然，长期使用家庭呼吸机的患者乘飞机是不能单独乘坐普通商业航班的，必须配有专业医疗人员和航空专用呼吸机等设备。

2 乘高铁或长途汽车

长期吸氧的患者，可以通过携带氧气瓶或者便携式制氧机来提供旅途中所需要的氧气。如果使用氧气包、小氧气瓶，最好有自动显示氧气体积数值的功能，以便准确计算氧气瓶的供氧时长。使用便携式制氧机时一定要注意电池的容量以确定电池使用时间，一般使用时间为数小时，应该尽可能准备备用电池。特别需要指出的是，氧气包只能提供40~50L的氧气，如果每分钟吸氧2L，只能维持20分钟左右的吸氧。旅行时应该全程进行氧饱和度监测，以确保氧饱和度至少维持在88%以上。

Part 5 [3 **就医支招** }

01 一般情况好

基础疾病或呼吸道症状略有加重

建议：

- 携带氧气包或移动制氧机
- 家属驾车送医
- 可以门诊就诊

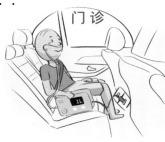

02 一般情况好

呼吸道症状较平时明显加重

建议：

- 若吸氧 3L 情况下，氧饱和度能维持在 90% 以上，可以考虑家属驾车送医，挂急诊就医
- 若吸氧 3L 情况下，氧饱和度不能维持在 90% 以上，呼叫 120 送急诊就诊

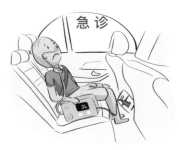

03 一般情况不好

昏昏欲睡或是呼吸道症状较平时明显加重

建议：

呼叫 120 送急诊就诊

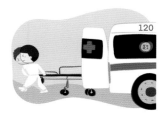

Part 5 {4 生活中的小贴士}

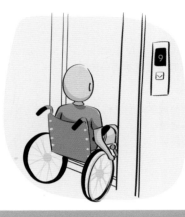

建议条件允许的话,换住电梯房,便于推轮椅上下楼。

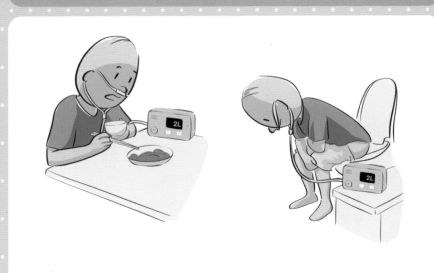

吃饭和排便时耗氧量增加,有条件的家庭建议在饭厅和卫生间配吸氧装置,或者可以留出插座,便于制氧机转接。

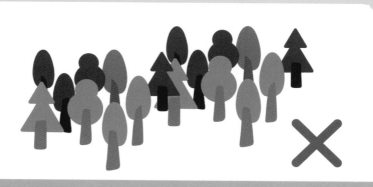

建议少去树木茂盛、花鸟众多的地方。

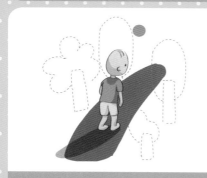

建议在较为空旷的地方晒太阳和散步。

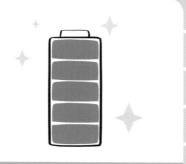

建议保持移动电源的
满电状态，定期检查充电。

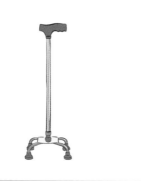

建议购买四角拐杖或可折
叠助步器，协助步行锻炼。

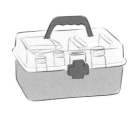

建议家里常备一些常用药
物和急救药物。

参考文献

1.李华德,萨藤三,贾友明. 机械呼吸器的临床应用. 上海：上海科学技术出版社，1979.

2.中华医学会呼吸病学分会呼吸危重症医学学组.成人经鼻高流量湿化氧疗临床规范应用专家共识. 中华结核和呼吸杂志. 2019, 42(2):83-91.

3.中华医学会呼吸病学分会间质性肺疾病学组.特发性肺纤维化诊断和治疗中国专家共识.中华结核和呼吸杂志.2016,39(6): 427-432.

4.中华医学会呼吸病学分会慢性阻塞性肺疾病学组.慢性阻塞性肺疾病诊治指南. 中华结核和呼吸杂志. 2013, 36(4): 255-264.

5.医用及航空呼吸用氧.中华人民共和国国家标准.(GB8982-2009)

6.Martin J Tobin.*Principles & Practice of Mechanical Ventilation*. 2nd ed.McGraw-Hill, Inc. 2006

7.Sterni, Laura M et al. "An Official American Thoracic Society Clinical Practice Guideline: Pediatric Chronic Home Invasive Ventilation." *American Journal of Respiratory and Critical Care Medicine* vol. 193,8 (2016): e16-35.